DE

L'OCCLUSION INAMOVIBLE

COMME

MÉTHODE GÉNÉRALE DE PANSEMENT DES PLAIES

DANS LA CHIRURGIE HOSPITALIÈRE

ET DE SON APPLICATION A LA CHIRURGIE D'ARMÉE

PAR

L. OLLIER

CHIRURGIEN TITULAIRE DE L'HÔTEL-DIEU DE LYON.

(Communication faite au Congrès médical de Lyon, le 19 septembre 1872.)

LYON

IMPRIMERIE D'AIMÉ VINGTRINIER,

Rue Belle-Cordière, 14

1873

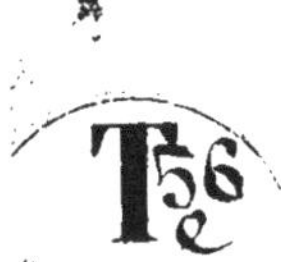

DE L'OCCLUSION INAMOVIBLE

COMME MÉTHODE GÉNÉRALE DE PANSEMENT DES PLAIES

DE

L'OCCLUSION INAMOVIBLE

COMME

MÉTHODE GÉNÉRALE DE PANSEMENT DES PLAIES

DANS LA CHIRURGIE HOSPITALIÈRE

ET DE SON APPLICATION A LA CHIRURGIE D'ARMÉE

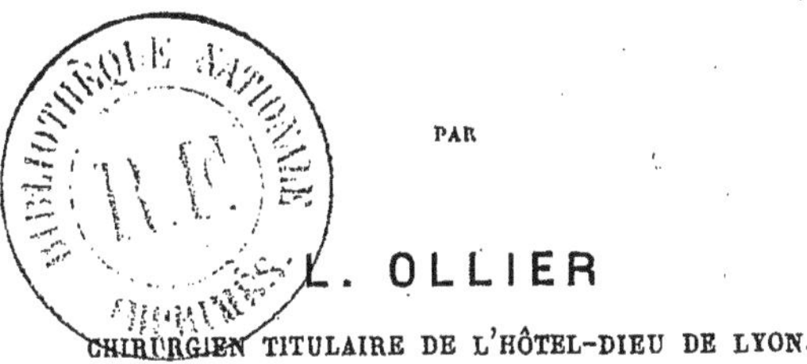

PAR

L. OLLIER

CHIRURGIEN TITULAIRE DE L'HÔTEL-DIEU DE LYON.

(Communication faite au Congrès médical de Lyon, le 19 septembre 1872.)

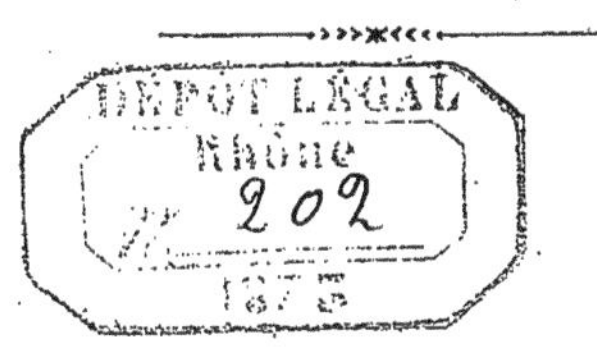

LYON

IMPRIMERIE D'AIMÉ VINGTRINIER,

Rue Belle-Cordière, 14.

1873

DE L'OCCLUSION INAMOVIBLE

COMME

MÉTHODE GÉNÉRALE DE PANSEMENT DES PLAIES

Messieurs,

La communication de M. le professeur Verneuil me permettra d'abréger beaucoup celle que je devais avoir l'honneur de vous faire sur l'importante question du pansement des plaies. Je me félicite d'autant plus d'avoir cédé mon tour de parole à mon savant ami, qu'il a développé beaucoup mieux que je n'aurais pu le faire moi-même plusieurs des avantages que j'attribue comme lui au pansement ouaté. Si je viens après lui solliciter votre bienveillante attention, c'est pour vous exposer mes idées propres sur *l'occlusion inamovible* et pour vous faire connaître les résultats de mon expérience clinique sur cette méthode de pansement, dont j'ai, pour la première fois, exposé les principes devant la Société de médecine, au mois de février dernier.

L'occlusion inamovible, disais-je alors, repose sur deux principes essentiels et d'égale importance : 1° la protection de la plaie par un corps isolant qui la mette à l'abri des germes infectieux ; 2° l'immobilité complète, absolue, permanente de la région blessée dans un appareil fixe, enfermant toutes les parties dont les mouvements peuvent influer d'une manière quelconque sur les tissus divisés.

Je réalisai la première indication par le coton, dont M. Alphonse Guérin venait de démontrer les précieux avantages, et je m'attachai à remplir la seconde par un bandage silicaté, qui me parut préférable, pour la plupart des cas, aux autres appareils d'immobilisation.

Dès mes premières communications sur ce sujet, j'eus soin

de faire remarquer combien il serait prématuré, et combien il pourrait être imprudent de s'engager dans des théories plus ou moins séduisantes, pour expliquer les avantages du pansement ouaté. Tout en reconnaissant l'importance des faits expérimentaux de Pasteur et de Tyndall, touchant la propriété qu'a le coton d'empêcher certaines fermentations, en arrêtant les germes organiques qui en sont les agents essentiels, je disais que le pansement de M. Alphonse Guérin ne réalisait pas les conditions de l'expérience, et que, pour réaliser approximativement ces conditions, il aurait fallu un milieu atmosphérique tout différent du nôtre, les germes pouvant pénétrer par mille voies sous le coton au moment où l'on place l'appareil. En opérant même sur le sommet du Mont-Blanc, disais-je à ce propos, on n'eût pas été sûr de se mettre à l'abri des causes de la putréfaction, le malade et l'opérateur emportant toujours des germes organiques dont il est impossible de les débarrasser.

Je ne pus admettre le point fondamental de la théorie de M. Alphonse Guérin, c'est-à-dire la filtration de l'air. Cet esprit ingénieux s'est imaginé que l'air arrivait sur les plaies à travers son bandage, mais qu'y arrivant filtré par l'ouate, il était incapable de produire une fermentation quelconque, puisqu'il avait déposé sur son filtre les germes nécessaires à cette fermentation. Quant à moi, je ne pouvais comprendre cette filtration de l'air à travers des couches de coton, épaisses de 8 à 10 centimètres, fortement serrées et recouvertes de plusieurs tours de bande superposés. Rien ne me démontrait cette filtration; tout, au contraire, tendait à faire admettre son impossibilité.

Je vis donc tout simplement dans l'épaisse couche de coton un moyen de protection pour la plaie, un moyen de la mettre à l'abri de l'air, de la fermer, et au lieu du mot *filtration de l'air*, je me servis du mot *occlusion*, depuis longtemps admis dans la science, et qui ne veut pas dire autre chose que fermeture de la plaie.

De plus, comme j'attachais à l'immobilité de la plaie au moins autant d'importance qu'à l'occlusion, et que le bandage de M. Alphonse Guérin ne réalisait que d'une manière très-incomplète cette immobilité, je jugeai indispensable d'ajouter aux couches d'ouate un appareil extérieur, solide, devant rester en place autant que le coton lui-même; et comme parmi ces appareils aucun n'est plus propre à remplir cette indication que les appareils solidifiables, dits inamovibles, dont on se sert journellement, j'ajoutai au mot occlusion le qualificatif *d'inamovible*, pour faire bien comprendre ma pensée et pour distinguer ma manière de faire de celle des autres chirurgiens qui ont eu recours jusqu'ici à l'occlusion.

L'occlusion inamovible n'est donc que la réunion et la combinaison méthodique de deux idées aussi vieilles que la chirurgie, et qu'on retrouve plus ou moins bien associées dans toutes les méthodes de pansement, et surtout dans les pansements rares dont Larrey a été, au commencement de ce siècle, le plus célèbre partisan.

§ 1.

Importance des pansements occlusifs et isolants dans la chirurgie hospitalière. — Association de l'occlusion à l'immobilité. — Valeur de la compression. — Importance d'une enveloppe silicatée pour obtenir une plus grande immobilité. — Attelles en fil de fer remplaçant avantageusement, pour certains cas, le bandage silicaté. — Moyen d'éviter la rétention de liquides contre la surface de la plaie.

C'est surtout au point de vue de la chirurgie hospitalière que je me suis occupé récemment de l'occlusion inamovible. J'ai cherché à prévenir ces complications nosocomiales qui font le désespoir des chirurgiens, et dont on ne triomphera qu'en changeant complètement notre système hospitalier. Opérant au milieu de l'air vicié de nos salles encombrées, j'ai cherché à neutraliser son influence en créant aux plaies un milieu artificiel. Et, sous ce rapport, je n'ai fait que continuer des recherches entreprises depuis plusieurs années, et que M. Viennois a indiquées dans un article sur les pansements isolants, publié, l'an dernier, dans la *Gazette hebdomadaire* (1). Je me bornerai à rappeler les bains et les pansements huileux, qui réalisent

(1) *Gaz. hebd.*, 22 déc. 1871 et 30 mars 1872.

théoriquement, mieux que les autres pansements isolants, les indications du traitement des plaies dans les milieux infectés.

Ces bains huileux avaient, en effet, pour but d'isoler la plaie de l'air ambiant, en la mettant en contact avec une substance qui non seulement n'était pas putrescible par elle-même, mais prévenait toute fermentation en empêchant l'accès de l'air, et de plus, pouvait décomposer les matières putrides par l'acide phénique qui lui était associé. L'huile avait des avantages spéciaux comme moyen isolant : grâce à sa transparence, elle permettait, jusqu'à un certain point, de surveiller la plaie sans déranger l'appareil, et de plus, grâce à sa légèreté, elle laissait précipiter au fond du récipient le sang, le pus et tous les produits de la plaie.

Malheureusement, si la théorie satisfait à toutes les indications, la pratique est pleine de difficultés, et il est impossible de réaliser, pour la plupart des plaies, un bain huileux permanent. Je n'ai pu imaginer des appareils assez commodes pour immerger certaines parties du corps. Si, après les amputations de jambe ou de bras, par exemple, une vessie pleine d'huile a pu remplir l'indication, il n'en a pas été de même pour les amputations de cuisse et pour une foule d'autres traumatismes.

Aussi fus-je séduit par la simplicité et la commodité des pansements ouatés dès que M. Alphonse Guérin fit connaître les beaux résultats qu'il avait obtenus pendant le second siége de Paris, et abandonnai-je l'immersion et l'irrigation huileuses pour l'occlusion par l'ouate.

Quelque irrationnelle que parût, au premier abord, une méthode qui laissait en contact avec la plaie les produits septiques et intoxicants qui se forment à sa surface, je n'hésitai pas à en faire l'essai. J'hésitai d'autant moins que j'étais depuis longtemps partisan des pansements rares pour les plaies récentes et régulières, telles que celles qui résultent d'une amputation. J'étais, en outre, *à priori* très-favorablement disposé en faveur du coton, que j'employais depuis plusieurs années pour obtenir la réunion immédiate à la suite des petites amputations des doigts ou des orteils. Chez les enfants surtout, j'avais obtenu ainsi des réunions immédiates et prévenu les accidents inflammatoires, en plaçant sous un bandage amidonné ou silicaté, bien garni d'ouate, les pieds et les mains dont j'avais retranché une phalange ou un doigt.

Je me mis donc à entourer les plaies d'ouate, comme le faisait M. Guérin, mais je vis bientôt que son bandage n'immobilisait pas suffisamment, et qu'en particulier, pour les résections, les fractures, les plaies intéressant les muscles et les tendons, l'immobilité n'était pas assez complète, quand on n'employait que du coton et des bandes souples par-dessus.

J'enveloppai alors les membres, entourés de couches épaisses de coton, dans une coque silicatée, comprenant non-seulement le segment du membre qui était le siége de la plaie, mais encore le segment ou les segments situés au-dessus, et même la partie correspondante du tronc.

Je réalisai de cette manière l'occlusion et l'immobilité, qui me paraissaient les deux indications les plus importantes à remplir pour le traitement des plaies dans un milieu infecté. J'avais, en outre, l'égalité de température, si utile pour l'accomplissement régulier des processus réparateurs ; et, grâce à l'épaisse couche d'ouate, l'appareil constitua, malgré sa rigidité, un coussin doux et élastique, propre à prévenir les pressions douloureuses.

Ainsi conditionné, avec une coque silicatée, rigide et inamovible, mon appareil était cependant, sur un point, inférieur à celui de M. Alphonse Guérin. Il ne permettait pas de renouveler et d'augmenter au besoin la compression par l'addition de nouveaux tours de bande, tous les trois ou quatre jours, comme le pratique le chirurgien de Paris.

J'aurais été très-ébranlé par cette objection, et je me serais peut-être arrêté dans cette voie si j'avais attaché la même importance que M. Guérin à la compression du membre. Mais ici encore je ne puis complètement partager son opinion. Je ne cherche pas à faire de la compression proprement dite ; une contention exacte me suffit. En théorie, l'idée de comprimer doucement des tissus menacés d'inflammation peut paraître séduisante ; mais, en pratique, son application est pleine de dangers. Après certaines amputations, la moindre compression peut amener la mortification de la manchette ou des lambeaux cutanés, minces et mal nourris, comme on est obligé de les tailler quelquefois. De plus, la compression (qui doit être égale partout, pour être régulière et satisfaire la théorie) portant et sur la plaie et sur les parties periphériques, a l'inconvénient de retenir contre la plaie des liquides septiques, qu'il vaut mieux laisser absorber par le coton, et qu'il serait bon de faire écouler loin des surfaces suppurantes. Il est vrai que, dans un bandage bien fait, dans un bandage construit d'après les règles qu'à indiquées M. Guérin, la mortification des lambeaux est rare; c'est que, grâce à l'épaisseur de la couche de coton, cette compression est insensible, malgré la force avec laquelle on serre les tours de bande. M. Guérin l'a dit lui-même : quand la couche d'ouate est assez épaisse, on ne peut pas trop comprimer, quelle que soit la force manuelle qu'on déploie.

Mais si cette compression est tellement faible qu'on ne l'obtienne pas même en voulant l'obtenir, on doit se demander si elle est bien utile, et s'il ne suffit pas d'immobiliser le membre exactement, de le contenir, en un mot. Je crois cette dernière action suffisante, et je demande seulement au coton assez d'élasticité pour empêcher les vides de se faire dans l'appareil et pour continuer jusqu'à la fin son action occlusive.

Le coton se tasse au bout de quelques jours, il est vrai, et si l'on n'en met qu'une couche mince, un vide ne tarde pas à s'établir entre la peau et l'appareil. Mais je ferai remarquer que ce tassement de coton s'observe surtout dans les petits appareils qui maintiennent mal le membre ; il est dû aux mouvements du blessé, qui, s'ajoutant au poids du membre, ont bientôt épuisé l'élasticité du coton. Mais si, par des appareils plus étendus et plus contentifs, par des appareils remontant jusqu'à la racine du membre, on prévient les mouvements de la partie blessée, le coton se tassera beaucoup moins, et il pourra conserver une élasticité suffisante, quel que soit le temps que le bandage doive rester en place. En pratiquant des fenêtres dans un bandage appliqué depuis quinze jours et plus pour des amputations de cuisse ou de jambe, j'ai vu le coton faire spontanément hernie par l'ouverture de la coque silicatée, ce qui indiquait que, même après ce laps de temps, il avait conservé une certaine élasticité.

Pour empêcher, du reste, que des vides ne se produisent entre la peau et le coton, j'ai soin, comme l'a recommandé

M. Hervey, d'enduire la peau, jusqu'au segment supérieur du membre, d'une couche de gomme arabique, qui adhère au coton et l'empêche de s'éloigner de la peau.

Je viens de dire plus haut que la compression exercée autour de la région blessée a l'inconvénient de retenir, contre les surfaces de la plaie, les matières septiques qu'on doit chercher à faire écouler ou absorber par le coton. C'est là un point important sur lequel je dois donner quelques explications.

La couche de coton qui est en contact avec la plaie, s'imprègne de sang dans les premières heures qui suivent l'application du bandage. Ce sang se coagule, se sèche, et la couche de coton qui en est imprégnée forme alors une croûte dure, adhérente aux bords de la plaie, qui empêche l'écoulement des liquides et les retient en contact avec la plaie.

Cette rétention n'a pas, le plus souvent, les inconvénients qu'on pourrait soupçonner *à priori*; mais s'il s'agit d'une plaie contuse, s'il se fait à sa surface de petits écoulements de sang, se mélangeant aux tissus mortifiés, on peut avoir des accidents d'étranglement et des phénomènes d'absorption que les souffrances du malade et l'emploi du thermomètre ne tarderont pas à révéler.

J'ai constaté plusieurs fois les inconvénients de cette croûte dure, formée par le coton imprégné de sang desséché au niveau de la plaie; je les ai surtout constatés dans un cas, où, par crainte de l'hémorrhagie, j'avais imbibé de perchlorure de fer dilué les petits morceaux de coton destinés à combler la manchette après une amputation circulaire de la jambe. Aussi, depuis lors, ai-je soin de mettre directement sur la plaie, du coton additionné d'un corps gras, huile, axonge phéniquées, pour empêcher la formation de cette croûte sèche et favoriser l'écoulement du sang et du pus à travers les couches de coton.

Mon but est donc d'éviter la rétention des liquides contre la plaie, surtout dans les premiers temps. Pour les absorber ou les faire écouler, j'ai essayé de remplacer le coton par des substances pulvérulentes (charbon, talc, etc.), et de favoriser le drainage des liquides par des tubes de caoutchouc laissés à demeure entre les lèvres de la plaie. Ce dernier moyen est utile quelquefois. Quant aux pansements pulvérulents, je n'ai pas jusqu'ici obtenu de résultats satisfaisants. Les premières couches absorbent les liquides, mais forment bientôt, comme le coton et plus que le coton, des croûtes dures et imperméables.

C'est surtout dans les premiers jours de la plaie que je crains le séjour forcé des liquides contre les surfaces divisées; car c'est alors que ces liquides présentent les propriétés septiques les plus prononcées. Il se passe ici ce qu'on observe pour les plaies à ciel ouvert. Le liquide et les détritus qu'on recueille à la surface de plaies sont plus dangereux dans les premiers jours que lorsque la plaie est en pleine suppuration. Les injections de ces matières sur des animaux permettent d'apprécier le degré de leur septicité; on pouvait déjà le déduire des expériences de M. Chauveau, qui ont démontré que les pus récemment formés sont plus phlogogènes que les plus anciens. Eh bien! malgré l'ouate, malgré la privation d'air ou plutôt malgré l'absence de son renouvellement, les mêmes phénomènes s'observent sous le pansement ouaté.

Un de mes internes, M. Poncet, fait en ce moment des expériences comparatives sur les chats, et il a obtenu des effets septiques très-prononcés en injectant le pus pris sous des bandages au quatrième et au cinquième jour, tandis que le pus épais et crémeux des appareils plus anciens s'est montré beaucoup plus innocent. Le premier, injecté sous la peau, donne lieu à des phlegmons gangréneux toujours graves et quelquefois mortels, tandis que le second ne produit que des effets modérés. Nous poursuivons ces expériences, et je me borne ici à signaler les premiers résultats que nous avons obtenus.

Ces expériences sembleraient condamner en principe l'occlusion inamovible. — « Pourquoi, me dira-t-on, conserver en contact avec les plaies des produits aussi nuisibles? ». — Je répondrai à cela que, malgré leurs qualité septiques, ils n'infectent pas l'économie, la nature établissant au fur et à mesure de leur formation une barrière à l'absorption. A mesure que la couche la plus superficielle de la plaie se mortifie et s'élimine, il s'opère un travail plastique au-dessus, qui ferme l'ouverture des vaisseaux et établit une barrière non pas à toute absorption, mais à l'absorption des substances septiques. Nous voyons tous les jours un abcès rempli de pus putride influencer à peine le sujet qui le porte, tandis que le même pus injecté sur un autre animal produit, comme l'ont démontré les belles expériences de M. Chauveau (1), les effets phlogogènes et pyrogènes les plus marqués. La raison de cette différence tient à l'existence chez les premiers de la membrane pyogénique ou de la couche de granulations qui s'oppose à l'absorption des microzymas infectants. C'est ce qui explique pourquoi, à mesure qu'on s'éloigne du début de la plaie, à mesure que la couche de granulations se forme, le séjour des matières septiques sur une plaie a moins d'inconvénients.

Du reste, ce qui prouve, dans le cas présent, c'est-à-dire dans le cas où la suppuration se fait sous le bandage, que l'absorption des matières putrides ne s'opère pas, c'est le thermomètre, seul indicateur précis de l'effet pyrogène des produits absorbés ; si le thermomètre s'élève, nous en concluons que l'absorption se fait ; s'il baisse ou reste stationnaire autour de 38°, nous en déduisons que l'absorption est nulle, insignifiante ou du moins sans dangers.

Il faut donc suivre exactement la température des malades traités par l'occlusion inamovible et se tenir prêt à changer le pansement ou à recourir à une autre méthode, au besoin, si le thermomètre donne le signal d'alarme. — Inutile de dire, du reste, que je ne me borne pas uniquement à consulter le thermomètre ; la douleur dans la partie opérée, l'habitus du malade, les sensations qu'il éprouve sont autant de sources d'indications qui devront être constamment interrogées pour décider s'il y a lieu d'enlever l'appareil ou de continuer le même mode de pansement.

Ma règle de conduite est la suivante :

Quand, après une amputation ou à la suite d'une fracture compliquée, j'ai recours à l'occlusion inamovible, je laisse l'appareil tant que le malade se trouve bien, tant qu'il n'accuse pas de douleur persistante dans la partie malade, tant qu'il

(1) Chauveau. *Physiologie des virus et des maladies virulentes.* (REVUE SCIENTIFIQUE, 1872.)

ne se *sent pas gêné*, et tant que le thermomètre et le pouls ne dénotent pas un travail inflammatoire ou un état fébrile hors de proportion avec la marche régulière de la plaie.

Quelquefois j'enlève l'appareil au septième ou au huitième jour, et même plus tôt, mais le plus souvent à une époque plus éloignée. Rien d'absolu à cet égard ; je me laisse guider par l'état du blessé, et quoique j'aie l'aissé, dans quelque cas, des bandages en place pendant trente et quarante jours, pour des fractures avec plaies ou des amputations partielles de la main, je ne trouverais peut-être pas une moyenne de huit jours, si je faisais entrer en ligne de compte toutes les fractures, résections ou amputations que j'ai traitées ainsi. Dans les cas douteux, je l'enlève plus tôt, et, à cet égard, je dois vous faire remarquer que l'occlusion inamovible a de vrais avantages sur le pansement ouaté de M. Alph. Guérin.

M. Guérin ne peut pas visiter une plaie sans défaire complètement son bandage. Avec mon procédé, je puis, en conservant l'immobilité, transformer un appareil occlusif en appareil ouvert, une plaie fermée en une plaie exposée, facile à surveiller et à panser. Je n'ai, pour cela, qu'à pratiquer une large fenêtre dans la coque silicatée. Cette fenêtre établie, j'enlève le coton, j'examine la plaie, et, si je n'y trouve rien d'anormal, je la recouvre rapidement de coton neuf et je la referme immédiatement. Je puis ainsi, aussi souvent que cela est nécessaire, visiter la plaie sans l'ébranler, sans la refroidir, sans l'exposer longtemps à l'air ; je puis enfin lui faire tous les pansements nécessaires.

C'est ainsi, du reste, que j'agis depuis plusieurs années pour les résections ; après l'opération, j'enveloppe le membre de coton, et je mets par dessus un appareil silicaté. Dès que le bandage est sec, je pratique la fenêtre, *sans toucher au coton qui recouvre la plaie*, et je ne change le coton que lorsque la douleur accuse un écoulement difficile du pus, ou lorsque la fétidité des couches imbibées de pus rend nécessaires le renouvellement du pansement et le nettoyage de la plaie. Je remets ensuite du coton imbibé d'huile phéniquée et je le renouvelle plus ou moins souvent : tous les jours, tous les deux ou trois jours, selon l'abondance de la suppuration.

Ainsi renouvelé partiellement, l'appareil peut rester quatre ou cinq semaines en place, et la plaie peut être tenue très-propre, sans que le travail réparateur soit dérangé par les mouvements du membre et les tiraillements des tissus divisés.

L'inamovibilité du pansement n'est donc pas absolue, elle est subordonnée à la marche régulière de la plaie. Le pansement reste inamovible tant qu'il ne se passe rien d'anormal du côté de la plaie. S'il y a quelque accident, on enlève le premier appareil et on en applique un second, qu'on laisse en place tant qu'il est bien toléré. Mon collègue M. Gayet, qui a obtenu de beaux résultats par ce mode de pansement, et qui continue de l'employer dans son service à l'Hôtel-Dieu, m'a reproché le qualificatif d'inamovible ; il a dit que le mot *inamovible* pourrait faire croire que le bandage doit nécessairement rester en place jusqu'à la guérison de la plaie. Je crois qu'après les explications que je viens de donner, il ne peut plus y avoir matière à controverse sur ce point.

Il me paraît utile de donner ici quelques détails sur la manière dont je fais mes appareils. Ce que j'en ai dit à la Société de médecine, et ce que MM. Viennois (1) et Poncet (2) en ont dit plus tard soit dans la *Gazette hebdomadaire*, soit à la Société des sciences médicales, n'a peut-être pas été suffisant pour bien faire comprendre en quoi mon pansement diffère de celui de M. Alph. Guérin.

Supposons une plaie d'amputation de jambe ou de cuisse. La plaie détergée avec de l'eau tiède alcoolisée, et tous les vaisseaux béants, artériels, veineux, ayant été liés avec un soin minutieux (j'attends souvent 30, 40 minutes et je cherche à provoquer le relâchement des petits vaisseaux, en tenant la plaie au chaud et en l'essuyant doucement avec des éponges imbibées d'eau chaude, 40 degrés environ), j'applique dans le fond de la plaie des petits morceaux d'ouate imbibés d'huile phéniquée. Dans le cas où je veux tenter la réunion immédiate, je laisse toujours une ouverture béante ou point déclive, dans laquelle j'interpose une mèche d'ouate imbibée d'huile. Le fond

(1) Viennois. *Loco citato*.

(2) Poncet. *De l'occlusion inamovible comme moyen préservatif des complications nosocomiales.* (LYON MÉDICAL, 1872.)

de la plaie ainsi rempli, partiellement ou complètement, selon les cas, j'applique une première couche d'ouate arrosée d'huile ou bien je graisse la peau du pourtour de la plaie avec de l'axonge phéniquée pour éviter les adhérences du coton imbibé de sang ; puis j'ajoute des couches épaisses d'ouate non collée, en les faisant remonter jusqu'au bassin, de manière à recouvrir la partie inférieure du tronc. Pour éviter ultérieurement l'entrée de l'air quand le coton se sera tassé, j'ai soin, comme je l'ai dit plus haut, d'enduire de gomme arabique la peau de la cuisse, afin que la couche de coton adhère à la peau et ne puisse se retirer dans aucun cas. Cela fait, je maintiens l'ouate par quelques tours de bande souple, comme le fait M. Guérin, et je serre d'autant plus que la quantité d'ouate est plus considérable. Je termine ensuite par l'appareil silicaté, que je construis avec des compresses et des bandes imbibées de silicate de potasse. Dans les cas où il importe d'avoir une fixité absolue, j'ajoute au bandage des attelles en fil de fer flexible, qui prenent la forme du membre et empêchent l'appareil de se déformer. On peut enlever ces attelles dès que la coque silicatée est suffisamment sèche.

Lorsqu'on prévoit une abondante suppuration, on peut verser sur la couche la plus extérieure d'ouate quelques gouttes d'une solution alcoolique d'acide phénique, très-concentrée, pour désinfecter préventivement le bandage. Comme cette solution est caustique, il faut en mettre très-peu, afin qu'elle ne coule pas à travers le coton et qu'elle n'aille pas cautériser la peau. J'ai recours à cette précaution en été et lorsque la présence de nombreux blessés autour de l'opéré constitue déjà une cause permanente d'infection de l'air.

Ainsi construit, le bandage ne doit plus être touché que lorsque les symptômes énoncés plus haut indiquent qu'il se passe quelque chose d'anormal du côté de la plaie ou bien lorsque l'odeur le rend pénible pour le malade et les voisins. Il n'est pas comme l'appareil de M. Guérin, resserré tous les trois ou quatre jours par de nouveaux tours de bandes, il est dur, inflexible, incompressible par cela même, à moins qu'on ne le fende en deux valves dans toute sa longueur. Mais, malgré cela, le bandage peut rester quinze ou vingt jours sans laisser un vide appréciable, quand on a soin de faire adhérer le coton à la peau par la gomme arabique, et surtout lorsque l'appareil, embrassant tout le membre, empêche les mouvements.

Il est des cas cependant où je crois utile de maintenir et de renouveler la compression, c'est dans les cas de fracture compliquée, lorsque le déplacement des os tend à se reproduire et à s'exagérer pour peu que la contention soit moins exacte. Dans ces cas, je ne silicate pas le bandage ; j'applique des attelles en fil de fer au-dessus des couches de coton, et, tous les trois ou quatre jours, je resserre le bandage sans le déplacer. Je continue de cette manière à avoir à la fois l'occlusion et l'immobilité, et je profite de la compression comme le fait M. Guérin.

Cet appareil pourrait être appliqué à un plus grand nombre de cas, à la plupart des plaies même, si l'expérience venait à démontrer que je n'attache pas assez d'importance à la compression. Mais ici je ne pourrais que répéter ce que j'ai déjà dit tout à l'heure : l'immobilité et la contention suffisent ; la compression, dès qu'elle est assez forte pour modifier les conditions de la circulation du membre, me paraît inutile et peut devenir périlleuse.

La continuité de l'enveloppe silicatée est un inconvénient surtout dans les saisons humides, lorsque la suppuration est abondante; elle empêche l'évaporation des liquides absorbés par le coton. Ayant trouvé plusieurs fois des moisissures dans les couches de coton, je fais dans certains cas sur la coque silicatée, sans toucher au coton, des ouvertures multiples de 3 à 4 centimètres de diamètre, qui permettent l'évaporation des liquides sans altérer la solidité du bandage, et conservent tous les avantages au point de vue de l'immobilité.

Ainsi construit, l'appareil doit rester en place le plus longtemps possible, afin de donner à la couche granuleuse le temps de se former. Une fois que cette couche granuleuse est établie sur tous les points, sous forme d'une membrane continue, la plaie se trouve fermée pour ainsi dire, et elle n'est plus exposée aux mêmes accidents. C'est vers le douzième ou le quinzième jour pour les grandes plaies qu'elle est en général formée. Il est donc important de ne pas enlever le bandage avant cette époque, si tout marche régulièrement ; s'il n'y a pas d'accidents, si la fièvre est tombée et s'il n'y a pas de douleurs. Mais il est bien entendu qu'on ne doit pas attendre cette époque si le bandage est mal toléré et si le thermomètre et les sensations du malade font supposer qu'il se passe quelque chose d'anormal. On peut n'enlever le bandage que partiellement et faire une fenêtre au niveau de la plaie, qui permette de la découvrir et de changer le coton souillé. On le remplace immédiatement par du coton neuf, en imbibant d'huile phéniquée la couche qui est en contact avec la plaie.

La question de l'absorption des produits de la plaie ne peut, à l'heure qu'il est, être tranchée qu'avec le thermomètre. Nous ne pouvons pas retrouver dans les produits d'excrétion ou de sécrétion les matières absorbées ; l'élévation de température seule nous indique que des produits pyrogènes ont pénétré dans la circulation ; quant aux liquides neutres ou indifférents, nous ne pouvons pas les suivre dans l'organisme. Nous savons que toute plaie absorbe les liquides ou les substances dissoutes mises en contact avec sa surface ; mais nous savons aussi que les surfaces granuleuses n'absorbent pas les particules figurées, lorsque les granulations sont intactes.

Les pansements, les lavages des plaies, l'ablation de la charpie ou des linges adhérents, les mouvements des tissus divisés déchirent les vaisseaux des granulations et ouvrent des portes à l'absorption des agents infectants. C'est pour celà que les pansements rares constituent une méthode excellente en elle-même.

J'ai cherché à me rendre compte de l'influence des pansements sur l'absorption des produits septiques, et j'ai vu dans beaucoup de cas que les pansements avec lavage de la plaie avaient pour effet d'élever la température de quatre à cinq dixièmes de degrés. Ce résultat, qui n'est pas constant, paraît au premier abord surprenant. On s'étonne du mauvais effet d'un pansement qui a pour but de débarasser la plaie des matières putrides, dont l'injection dans le tissu cellulaire d'un autre animal occasionnerait des phlegmons gangréneux ; mais si l'on réfléchit à la dilacération des bourgeons charnus qui peut être le résultat du pansement le mieux fait, on comprendra l'élévation de température qui suit l'enlèvement des substances putrides. Tant que la membrane granuleuse était intacte, ces substances infectantes pouvaient sans danger rester en contact avec elle.

J'ai constaté souvent une élévation de la température de près d'un degré quelques heures après le renouvellement d'un bandage dont l'odeur incommodait le malade. D'autres fois cependant ce renouvellement de bandage produisait un résultat inverse et soulageait de toutes manières le malade : il y avait un abaissement de la température aussi appréciable que l'avait été son élévation dans le cas précédent. Cette différence s'explique par l'état de la plaie et l'ancienneté du bandage. Quand l'appareil est resté trop longtemps en place, le pus s'écoule autour de la plaie, amène des excorations de la peau plus ou moins étendues ; des fermentations à produits irritants se sont alors développées sous le coton et ont fini par excorier les granulations elles-mêmes. La tolérance de la membrane granuleuse n'est pas, en effet, indéfinie, et, à la longue, elle se laisse pénétrer par des substances septiques qu'elle avait d'abord arrêtées. C'est dans ces circonstances que le renouvellement du pansement est suivi d'un abaissement de la température ; aussi admettons-nous en principe qu'il faut toujours renouveler un pansement quand la température, après avoir baissé pendant quelques jours, tend de nouveau à s'élever, quelle que soit l'époque de l'application du dernier appareil. Par contre, lorsque la température baisse ou reste stationnaire autour de trente-huit degrés ; il ne faut pas toucher l'appareil ; il vaut mieux le renforcer par de nouvelles couches d'ouate ou combattre la mauvaise odeur par l'emploi de divers désinfectants (acide phénique, chlorure de chaux, alcoolats aromatiques, etc.).

J'ai dit en commençant que l'occlusion ne réalisait pas exactement les conditions qui peuvent s'opposer au développement des germes organiques, et qu'il ne fallait pas espérer empêcher la fermentation des produits sécrétés par la plaie ou provenant de la mortification de ses parties superficielles. On trouve dans le pus des vibrions et autres microzymas. Mais la fermentation qui s'opère sous le bandage paraît différente de celle qui s'opère à l'air libre ; l'odeur du pus n'est pas la même, et bien que nous ne puissions pas préciser aujourd'hui le caractère de ces fermentations, il y a tout lieu de croire que des expériences comparatives nous mettront bientôt à même d'en déterminer les différences. Toujours est-il que la plaie n'étant plus en rapport avec un air vicié (et qu'on doit supposer être le véhicule de certains agents spécifiques : érysipèle, pourriture d'hôpital), se trouve par cela même dans un milieu plus favorable à l'évolution régulière des processus réparateurs. Ces germes infectieux ne trouvent pas sans doute des conditions favorables à leur multiplication : le pus devient acide, probablement par son mélange avec la sueur, et sa partie la plus fluide étant absorbée par le coton, la proportion de ses éléments se trouve changée dans la partie qui reste en contact avec la plaie. Mais l'examen de la théorie m'entraînerait trop loin, et, pour aujourd'hui encore, je ne veux pas aborder ce côté de la question. Mes explications ne pourraient être qu'incomplètes, et nous devons nous contenter des données empiriques que l'observation clinique nous fournit.

§ II

Des cas auxquels l'occlusion inamovible est applicable. — De son importance comme moyen préventif des complications nosocomiales: pyohémie, érysipèle, pourriture d'hôpital, etc. — Variabilité des indications selon le milieu où se trouve le blessé. — Utilité de l'occlusion inamovible dans la chirurgie d'armée.

Depuis dix-huit mois, j'expérimente l'occlusion inamovible dans mon service d'hôpital, et malgré ses imperfections, que je signalerai tout à l'heure, je suis de plus en plus satisfait des services qu'elle me rend pour certaines catégories de plaies.

Encouragé par les résultats qu'elle m'avait fournis dans des circonstances où j'échouais par les moyens ordinaires, je l'ai essayée dans des cas extrêmes où elle n'avait pas *à priori* des chances bien sérieuses de réussir ; mais comme il s'agissait de ces cas qui sont tout à fait au-dessus des ressources de l'art, il n'y avait pas grand inconvénient à essayer un moyen qui avait toujours pour premier effet de soulager le malade. Je veux parler de ces traumatismes multiples, de ces mutilations affreuses, comme les produisent les locomotives ou les machines qui servent à l'industrie. En amputant dans ces cas-là, ou plutôt en régularisant des amputations aux trois quarts faites par des roues ou des engrenages, je n'ai eu d'autres résultats que de soulager les blessés ou d'adoucir leurs derniers moments. Ces cas extrêmes doivent être mis à part dans toute statistique, et les placer sur la même ligne que les opérations dont on a choisi le moment et préparé la réussite, serait contraire aux règles les plus élémentaires de la logique scientifique. M. Poncet a parfaitement formulé cette distinction dans la relation qu'il a publiée, il y a trois mois, des faits observés dans mon service ; je crois inutile d'y insister plus longtemps.

Si je compare les résultats que j'ai obtenus par l'occlusion inamovible avec ceux que m'ont fournis dans le même milieu et pour les mêmes catégories de plaies, les divers modes de pansement que j'ai expérimentés depuis douze ans, je crois devoir donner la préférence à l'occlusion inamovible pour la chirurgie hospitalière. Mes expériences comparatives ont porté sur les pansements simples, secs ou humides, sur l'irrigation continue, froide ou tiède, aqueuse ou désinfectante, sur les pansements fréquents et sur les pansements rares, sur les pansements simplement protecteurs et sur les pansements désinfectants, etc., etc. J'ai aussi essayé des pansements tellement simplifiés qu'ils se réduisaient à la simple couverture de la plaie par une compresse sèche ou humide. Eh bien ! sans pouvoir donner des statistiques comparables pour ces diverses séries d'expérimentations ; en prenant en bloc les résultats de mon expérience acquise, et en tenant compte des conditions exceptionnelles d'épidémicité, je crois que l'occlusion inamovible est préférable aux autres modes de pansement, non pas pour tous les cas, mais pour la plupart des plaies opératoires et accidentelles qui siégent sur les membres.

Quand je dis que l'occlusion inamovible est préférable aux autres modes de pansement, je ne veux pas dire qu'elle leur soit de tout point supérieure. Telle n'est pas ma pensée; je veux dire seulement qu'en faisant la part de ses avantages et de ses inconvénients, elle est, en définitive, préférable. Pour certaines plaies des membres, par exemple, rien ne vaudrait, à mon sens, l'irrigation continue, si les malades étaient suffisamment prémunis contre le refroidissement ; s'ils étaient l'objet de ces soins spéciaux et minutieux qu'un entourage intelligent peut leur procurer dans la pratique civile, mais qu'il est impossible de réaliser dans une salle de 120 lits, dont la température change à chaque instant, et qui est traversée par des courants d'air qui refroidissent le blessé, et l'exposent au tétanos et à tous les accidents produits par le froid. C'est cette difficulté de surveillance et d'éxécution qui me fait préférer, dans ces cas, l'occlusion inamovible. Le malade n'a pas besoin de soins spéciaux ; il n'est pas exposé aux dangers du refroidissement local et général, et, de plus, il peut se lever et se promener, tandis que celui qu'on irrigue doit rester constamment au lit.

Prenons un autre exemple : Un blessé a des plaies superficielles ou peu profondes de la peau du bras ou de la jambe. S'il est dans un milieu sain, à la campagne, par exemple, je placerai un linge cératé ou glycériné, une simple compresse d'eau froide sur ces plaies, et il guérira très-bien ; il guérira même sans pansement, par cicatrisation sous-crustacée, si la plaie est superficielle. Mais que j'aie un blessé à l'Hôtel-Dieu, en pleine épidémie d'érysipèle, comme cela nous arrive souvent six mois sur douze ; eh bien ! si je laisse la plaie exposée à l'air, si je la découvre deux fois par jour, je cours des chances sérieuses de voir survenir l'érysipèle. Si, au contraire, je ferme la plaie, si je la mets à l'abri de l'air et des mouvements par l'occlusion inamovible, elle se cicatrisera sans accidents, sous le coton, et conservera sa simplicité dans le milieu artificiel que je lui ai créé. L'an passé, à l'époque où je poursuivais mes recherches sur les greffes cutanées, j'ai fait ainsi plus de quarante plaies, en pleine épidémie d'érysipèle, et je n'ai pas eu un seul accident, tandis que, dans les lits voisins, des écorchures de la face et du tronc étaient envahies par cette redoutable complication.

Mais, me dira-t-on, vaut-il la peine d'enfermer ainsi dans des appareils incommodes de petites plaies qui guérissent si bien toutes seules ? Je crois qu'il n'y a que ceux qui ignorent les inconvénients et les dangers du milieu nosocomial qui pourraient m'adresser cette objection ; mais, quand on a appris par expérience qu'une piqûre de sangsue, qu'une écorchure, qu'une scarification, qu'un simple bouton peuvent être le point de départ d'un érysipèle mortel, on juge la question différemment. On préfére les incommodités d'un bandage aux dangers d'une plaie exposée.

En ville, j'agis tout autrement qu'à l'hôpital; mais cependant je me guide d'après les mêmes principes, et pour les écrasements de la main et des doigts, par exemple, je préfère souvent l'occlusion inamovible, qui permet au malade de sortir sans danger et d'aller à ses affaires.

Si nous envisageons maintenant les grandes plaies, les plaies graves, les plaies d'amputation, par exemple, nous aurons des motifs différents de nous conduire selon le milieu.

Dans un milieu salubre, là où rien ne fait soupçonner dans l'air des agents infectants, le pansement d'une plaie se réduit aux indications les plus simples. Mettre la plaie à l'abri du froid et de l'action irritante de l'air, immobiliser les parties divisées, sont les deux indications les plus importantes à remplir. Dans ces conditions, il est certaines catégories d'amputations qui guériront toujours, tandis que les mêmes opérations donneront lieu à une mortalité plus ou moins considérable dans les milieux infectés. Il suffit d'avoir pratiqué comparativement, sur une échelle suffisante, et en ville et à l'hôpital, pour se rendre compte de ces différences et en comprendre la raison. C'est pour cela que l'occlusion inamovible n'aura pas la même importance dans la pratique civile que dans la pratique hospitalière; elle aura partout, cependant, l'avantage de mieux immobiliser que les autres appareils; et, sous ce rapport, j'ai pu apprécier, dans la pratique civile, combien elle pouvait rendre de services dans les plaies douloureuses. Chez certains sujets, le pansement, pendant les premiers jours, est un véritable supplice, et une méthode qui supprime ces pansements devient un bienfait inappréciable.

C'est surtout comme moyen préventif de l'érysipèle, de la pyohémie et de la pourriture d'hôpital que j'ai étudié l'occlusion inamovible. M. Poncet a déjà fait connaître mes résultats sous ce rapport, et je renvoie à son mémoire ceux qui voudraient des détails plus circonstanciés. Je me bornerai à dire que je n'ai pas encore observé de pyohémie franche sous le bandage dans les divers traumatismes que j'ai traités, ou du moins que la physionomie de cette affection a été notablement modifiée par l'occlusion inamovible : le frisson a été supprimé, ou réduit à de légères horripilations. Je ne puis me flatter d'avoir toujours des séries aussi heureuses, car M. Guérin a eu un assez bon nombre d'accidents de ce genre, mais je crois que l'immobilité absolue de la plaie est un des meilleurs préservatifs des processus emboliques qui donnent sa physionomie à la véritable pyohémie. Les mouvements de la partie blessée, les déchirures des tissus, favorisées par les pansements fréquents, dérangent le travail d'occlusion des veines divisées, et favorisent le détachement des coagulums oblitérants. C'est ainsi, du moins, que je crois pouvoir expliquer la rareté de la pyohémie comparée à la fréquence de la septicémie aiguë, que j'ai trouvée tout aussi grande sous l'occlusion inamovible que sous les pansements simples.

Une autre complication que l'occlusion ne prévient pas plus que la septicémie aiguë, c'est la gangrène humide ou gangrène septicémique, qui accompagne les grands traumatismes. J'en ai eu un certain nombre de cas l'année dernière, et je me suis demandé si la méthode que j'employais ne favorisait pas cette complication? Oui et non, répondrai-je à cette question; oui, si le pansement est mal fait et si l'on retient contre la plaie, par une compression trop forte, les produits qui s'écoulent de sa surface, comme cela m'est arrivé dans un cas; non, si le pansement est fait d'après les principes que j'ai indiqués plus haut. Toutes les plaies contuses, avec attrition profonde des tissus, comme celles qui sont produites par les machines ou les armes à feu, exposent à cette complication, surtout si le sujet est adulte ou vieux, s'il est alcoolique, ou s'il a une dyscrasie profonde, comme le diabète ou l'albuminurie.

Dans ces divers cas, lorsque l'amputation n'est pas contre-indiquée par l'état général du sujet, il faut amputer le plus tôt possible, et retrancher tous les tissus qui ont éprouvé les effets de la contusion. La tentative de conservation, par n'importe quel procédé, expose à la gangrène, et, si la plaie siége sur les extrémités, l'irrigation continue me paraît le meilleur moyen pour retarder ou prévenir cette complication. Il ne faut donc pas enfermer dans du coton des membres atteints de plaies contuses et menacés de gangrène. Il faut, je le répète, amputer au plus tôt, car l'amputation pratiquée deux ou trois jours après, même loin des limites de la contusion, ne prévient pas la gangrène quand déjà l'individu a été empoisonné par la décomposition du sang ou des liquides épanchés au voisinage de la plaie. On ne doit jamais, par conséquent, enfermer sous le coton des membres dont les tissus profonds, os et muscles, sont broyés ; on ne doit pas se laisser détourner de l'amputation par l'intégrité apparente de la peau, et, comme je le dis souvent, ce n'est que pour les extrêmités des doigts de la main ou du pied qu'on peut courir les chances de la mortification.

Ces réserves faites pour les plaies profondément contuses qui contre-indiquent l'occlusion, je crois que, dans un milieu infecté, l'enveloppement par le coton est préférable, pour les plaies d'amputation, aux autres méthodes de pansement habituellement usitées.

La complication nosocomiale pour laquelle l'occlusion inamovible m'a rendu le plus de services, c'est l'érysipèle qui, à l'Hôtel-Dieu de Lyon, entre pour la plus grande part dans la mortalité de nos opérés. J'ai eu, comme je l'ai déjà dit, à traverser, depuis quinze mois, plusieurs épidémies d'érysipèle, et je n'ai eu qu'un seul érysipèle sous le bandage, et encore l'appareil était-il imparfaitement appliqué. Je ne puis certainement pas donner l'occlusion comme un moyen de préservation toujours infaillible, mais l'expérience de ces quinze derniers mois me montre qu'elle a une véritable efficacité contre l'infection directe de la plaie, et je dois insister sur le fait, en présence surtout de l'incertitude des autres préservatifs. Ce qui doit, du reste, nous faire faire de prudentes réserves sur ce point, c'est que nous ignorons les limites de la contagiosité de l'érysipèle et les voies par lesquelles s'effectue la contagion (1). Nous savons que les plaies s'infectent directe-

(1) Depuis ma communication au Congrès, j'ai eu à lutter contre une des plus fortes épidémies d'érysipèle que j'aie observées à l'Hôtel-Dieu. J'ai perdu 6 malades sur un total de 22 cas. La maladie était si intense qu'elle a tout envahi et qu'elle s'est trois fois développée sous le bandage : une fois après une amputation de doigt ; une autre fois après une trépanation du tibia ; et dans un autre cas enfin, après l'ablation des deux phalanges du

ment par l'air ambiant; or, c'est là le seul mode de contagion que l'occlusion puisse prévenir; mais il est probable aussi que l'individu s'infecte par les voies aériennes en respirant un air chargé de principes infectieux. Contre ce mode de contagion, tout pansement reste impuissant, et le changement de milieu devient le seul moyen efficace.

L'invasion des plaies placées sous le bandage ne serait un argument décisif en faveur de l'infection par les voies respiratoires que si l'on avait pu mettre les plaies à l'abri de tout germe infectieux; mais cette préservation absolue est une chose difficile à réaliser. Il faudrait opérer loin de tout foyer d'infection; il faudrait se mettre à l'abri des germes dont le chirurgien et les aides peuvent s'être chargés en traversant les salles; il faudrait désinfecter d'une manière absolue tout ce qui va servir au pansement; or, ce sont là des conditions tellement difficiles à réaliser, qu'on pourra probablement longtemps discuter sur ce point sans s'entendre.

J'ai traversé, l'an dernier, une épidémie de pourriture d'hôpital qui m'a forcé à abandonner momentanément la salle Saint-Sacerdos, et à transporter mes malades dans une salle nouvelle. Eh bien! durant cette épidémie, j'ai pu voir que l'occlusion inamovible était le meilleur préservatif contre l'invasion des plaies. Pendant que toutes les plaies découvertes étaient envahies, je trouvais sous le bandage des plaies bourgeonnantes et vermeilles, et je ne constatais la pourriture sur ces plaies qu'après les avoir exposées à l'air pour renouveler le pansement. L'immunité des plaies recouvertes me fit penser que l'occlusion était pour quelque chose dans cette préservation; telle n'a pas été cependant l'opinion de tout le monde, car on a objecté à M. Poncet que la pourriture d'hôpital ayant régné presque exclusivement dans la salle Saint-Sacerdos, on devait la rapporter au mode de pansement spécialement usité dans cette salle. Je ne comprends pas bien, je l'avoue, ce raisonnement; je me bornerai à répondre que se sont justement les plaies recouvertes qui ont été le plus épargnées,

pouce. Mais, quoique incomplète, l'action préservatrice de l'occlusion inamovible me paraît toujours réelle; la plupart des plaies, que j'ai traitées par ce moyen, ayant été indemnes dans le cours de l'épidémie.

et j'insisterai d'autant moins sur cette objection qu'à la même époque une épidémie semblable régnait à la Charité et enlevait plusieurs malades dans un service où l'on n'avait pas fait un seul bandage ouaté. Cette observation, faite à la Commission des maladies régnantes, par M. Delore, chirurgien titulaire de la Charité, nous montre qu'il n'est pas besoin de bandage ouaté pour avoir de la pourriture d'hôpital, et qu'il faut chercher ailleurs la cause d'une pareille épidémie.

Si l'occlusion inamovible m'a rendu des services en tant que moyen préservatif de la pyhoémie, de l'érysipèle et de la pourriture d'hôpital, et probablement aussi du tétanos, il n'en est pas de même contre certaines formes de septicémie, et je crois utile de revenir encore sur ce point. J'ai eu plusieurs cas de septicémie et de gangrène humide; mais je crois que l'occlusion inamovible n'a été pour rien dans la production de ces accidents : d'abord, parce que j'ai habituellement vu des accidents semblables dans des cas analogues, quel que fût le mode de pansement employé, et puis ensuite parce que le bandage ayant été enlevé tout à fait au début des accidents, j'ai vu la septicémie continuer, s'accélérer même, malgré le changement de pansement et l'emploi des moyens désinfectants. Les tentatives irrationnelles de conservation, surtout après les plaies contuses exposent, on ne saurait trop le répéter, à ces accidents infectieux ; l'attrition des tissus et l'infiltration sanguine fournissent des principes septiques dont une amputation hâtive eût pu seule prévenir l'absorption. C'est donc après l'amputation seulement qu'il faudra recourir à l'occlusion inamovible et qu'on pourra compter sur son utilité. Dans les cas indécis où, pour un motif ou pour un autre, à cause du refus du malade, par exemple, on ne voudra par recourir à l'amputation, l'irrigation continue me paraît le moyen le plus généralement applicable.

Mais comme jai observé aussi des accidents septicémiques après les amputations, je dois me demander si l'on ne pourrait pas, dans ces cas-là, adresser des reproches à l'occlusion. Si l'on se rappelle ce que j'ai dit plus haut sur les propriétés septiques des produits de la plaie pendant les premiers jours, on devra considérer l'écoulement ou la neutralisation de ces liquides comme la première indication à remplir. C'est pour favoriser cet écoulement et neutraliser les propriétés septiques du liquide, que je ne mets pas sur la plaie du coton seulement, mais que j'applique sur elle des gâteaux d'ouate imbibés d'huile phéniquée. L'écoulement des liquides s'opère mieux alors ; il n'est pas gêné par la croûte que forme le coton imprégné de sang desséché, et la plaie se trouve dans les conditions que la théorie nous indique être les meilleures. J'ai suivi, du reste, à cet égard, une règle qui me paraît légitimée par la prudence. Si la fièvre traumatique se prolonge, si le malade souffre, je visite la plaie et j'abandonne l'occlusion.

Ce n'est pas seulement dans les cas de traumatisme que j'ai eu recours à l'occlusion inamovible pour mettre la plaie dans un milieu plus favorable à sa cicatrisation. Je m'en suis servi et m'en sers tous les jours pour le traitement des suppurations articulaires chroniques et des abcès par congestion. Je laisse s'ouvrir, sous le bandage, ces abcès dont l'ouverture à l'air libre et dans un milieu infecté est souvent suivie des plus graves accidents. Les dangers de l'ouverture des abcès froids, articulaires ou ossifluents proviennent de deux causes : de l'air qui pénètre dans le foyer et de l'inflammation du foyer par les mouvements. En immobilisant préalablement le membre, l'ouverture spontanée s'effectue sous le coton ; l'air ne pénètre pas dans le foyer, et le liquide n'y subit pas de décomposition putride.

Quand l'abcès est sur le point de s'ouvrir, j'enferme le membre sous le coton et je laisse le pus se faire jour de lui-même; dans d'autres cas, je hâte cette ouverture par l'application du chlorure de zinc, et l'eschare se détache sous le bandage; dans d'autres cas, enfin, je vide la poche avec l'aspirateur, je place un bandage et j'attends.

En agissant ainsi, non-seulement on diminue les chances de l'infection putride, mais on réduit notablement la suppuration. On fenêtre le bandage pour renouveler, aussi souvent que cela est nécessaire, le coton sali par le pus ; mais on maintient l'immobilisation pendant plusieurs semaines et même plusieurs mois, dans les coxalgies, par exemple. Après l'ouverture de l'abcès, l'immobilisation de la région reste pendant longtemps l'indication la plus importante à remplir pour favoriser le travail de cicatrisation et prévenir de nouveaux décollements.

Si maintenant j'examine les différentes plaies pour lesquelles l'occlusion inamovible me paraît applicable, j'établirai les catégories suivantes :

Dans les plaies superficielles, après toutes les opérations intéressant la peau et les muscles superficiels, l'occlusion inamovible me paraît préférable (je parle toujours pour la chirurgie des grands hôpitaux, surtout en temps d'épidémie), aux autres modes de pansement.

Pour les plaies articulaires, pour les plaies des gaînes tendineuses, elle est tout particulièrement indiquée. Elle est ici, sans contredit, préférable à toutes les autres méthodes de pansement. Ces plaies articulaires, si graves lorsqu'elles sont traitées par les pansements ordinaires, cératés ou autres, passent pour ainsi dire inaperçues sous le bandage.

Pour les fractures des membres avec plaie, lorsqu'il n'y a qu'une petite ouverture sans broiement des tissus profonds, l'occlusion inamovible m'a toujours réussi. J'ai traité de cette manière huit fractures compliquées de la jambe, du bras et de l'avant-bras, et ces fractures ont guéri sous le bandage comme des fractures simples.

Lorsque les désordres des tissus sont plus étendus, lorsqu'il y a des épanchements de sang, des déchirures profondes, deux cas sont à distinguer : ceux dans lesquels il est indiqué de pratiquer l'amputation immédiatement et ceux dans lesquels la conservation peut être mise en question. Dans le premier cas, il n'y a qu'à amputer, et celui qui se fierait à l'occlusion commettrait une grande erreur. Dans le second, je suis d'autant moins partisan de l'occlusion que l'indication de la conservation est moins réelle. J'ai déjà indiqué ma préférence pour l'irrigation ou les applications de glace ; mais dans les cas où la conservation a des chances sérieuses de succès, je tenterai l'occlusion en me tenant prêt à changer de système si les accidents se déclarent.

Après les résections je pratique l'occlusion, mais en fenêtrant la coque silicatée pour être prêt à tout événement. S'il s'agit non pas d'une résection primitive, mais d'une résection secondaire, ou bien d'une résection pratiquée pour une lésion chronique au milieu de tissus enflammés, le pansement doit être bientôt renouvelé à travers la fenêtre, à cause de l'abondance de la suppuration et de la putridité des produits sécretés par la plaie.

Après les amputations, l'occlusion doit être faite avec soin, que l'on tente la réunion immédiate ou non. Après les grandes amputations, la réunion immédiate est toujours dangereuse dans les grands hôpitaux ; je ne la cherche jamais complètement, et je me prémunis contre la stagnation des liquides en maintenant une partie de la plaie ouverte par l'interposition d'une mèche. On obtiendra, toutes choses égales d'ailleurs, de meilleurs résultats par l'occlusion inamovible que par les modes de pansement usuels. Un autre avantage sur lequel on ne saurait trop insister, c'est la diminution et quelquefois l'absence des douleurs, et la facilité de remuer, de transporter les opérés traités par l'occlusion inamovible.

Cette dernière considération est de la plus haute importance pour la chirurgie d'armée. Tous les chirurgiens qui ont été à même de voir de près les difficultés du traitement et du transport des blessés, après une bataille meurtrière, comprendront les services que l'occlusion inamovible rendra dans l'avenir. Si l'on n'a pas de silicate à sa disposition, du coton et des attelles en fil de fer permettront de remplir rapidement les indications du pansement, et l'on pourra alors transporter, au besoin d'un bout de la France à l'autre, les malheureux blessés protégés par d'épaisses couches de coton contre le froid et les chocs douloureux.

D'après l'exposé que je viens de faire de l'occlusion inamovible, vous voyez que cette méthode de pansement, quoique n'étant pas à l'abri de tout reproche, rend les meilleurs services dans les cas les plus variés, et est incomparablement supérieure aux autres modes de pansement pour certaines catégories de traumatismes. Il suffirait, du reste, qu'elle ne fût pas inférieure aux méthodes usuelles de pansement, pour qu'elle leur fût préférable, à cause de sa commodité et de sa simplicité. Mais si vous admettez avec moi qu'elle peut prévenir plusieurs des grandes complications qui aggravent les plaies dans les milieux infectés, vous reconnaîtrez par cela même qu'elle a des avantages sur les autres méthodes pour la chirurgie hospitalière et pour la chirurgie d'armée. Ses avantages ne sont sans doute que relatifs, mais ils sont assez grands pour diriger vers son perfectionnement l'attention des chirurgiens qui ont à cœur les progrès de leur art. Certainement rien ne peut, en chirurgie, remplacer les conditions hygiéniques qui ont une influence si décisive sur le sort des opérations. Dans un milieu salubre, avec des blessés à constitution saine, la question des pansements perd de son importance; le plus simple est souvent le meilleur ; mais dans un milieu où tout semble réuni pour provoquer des fermentations putrides, où le malade s'infecte non-seulement par l'air qu'il respire, mais par l'air qui arrive sur sa plaie, le chirurgien doit faire tous ses efforts pour éloigner ou neutraliser toutes ces causes d'infection. Nous sommes encore loin du but, mais je crois que l'occlusion inamovible est un des moyens qui nous aideront à l'atteindre.

Traité expérimental et clinique de la régénération des os et de la production artificielle du tissu osseux ; par M. Ollier. Ouvrage qui a obtenu le grand prix de chirurgie décerné par l'Institut en 1867. — Deux volumes grand in-8, avec planches.

Publications sur l'*Occlusion inamovible* :

Du pansement des plaies par l'occlusion inamovible ; par M. le docteur Viennois, 1872. (Extrait de la *Gazette hebdomadaire de médecine et de chirurgie.*)

De l'occlusion inamovible comme moyen préservatif des complications nosocomiales (pyohémie, érysipèle, pourriture d'hôpital) ; par M. Ant. Poncet, interne des hôpitaux, 1872. (Extrait du *Lyon Médical.*)

Lyon. — Imprimerie d'Aimé Vingtrinier

www.ingramcontent.com/pod-product-compliance
Ingram Content Group UK Ltd.
Pitfield, Milton Keynes, MK11 3LW, UK
UKHW020502230726
13925UKWH00005B/2069